BEI GRIN MACHT SICH IHR WISSEN BEZAHLT

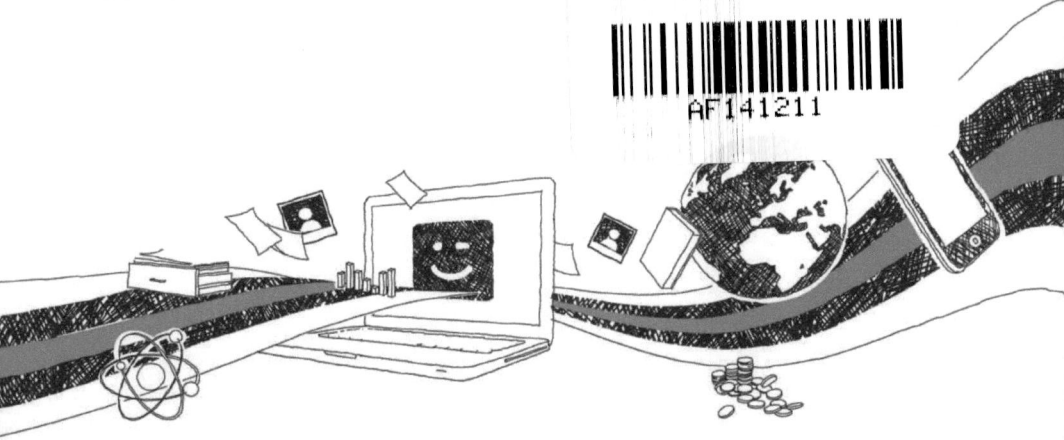

- Wir veröffentlichen Ihre Hausarbeit,
  Bachelor- und Masterarbeit

- Ihr eigenes eBook und Buch -
  weltweit in allen wichtigen Shops

- Verdienen Sie an jedem Verkauf

Jetzt bei www.GRIN.com hochladen und kostenlos publizieren

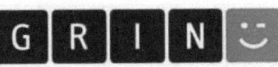

Von der Symptomanalyse zur Behandlung. Eine umfassende Fallstudie zur Diagnose der Alzheimer-Demenz

Lisa Lambardt

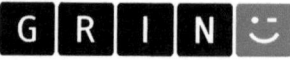

Bibliografische Information der Deutschen Nationalbibliothek:

Die Deutsche Nationalbibliothek verzeichnet diese Publikation in der Deutschen Nationalbibliografie; detaillierte bibliografische Daten sind im Internet über http://dnb.d-nb.de abrufbar.

ISBN: 9783346901156
Dieses Buch ist auch als E-Book erhältlich.

© GRIN Publishing GmbH
Trappentreustraße 1
80339 München

Druck und Bindung: Books on Demand GmbH, Norderstedt Germany
Gedruckt auf säurefreiem Papier aus verantwortungsvollen Quellen

Das vorliegende Werk wurde sorgfältig erarbeitet. Dennoch übernehmen Autoren und Verlag für die Richtigkeit von Angaben, Hinweisen, Links und Ratschlägen sowie eventuelle Druckfehler keine Haftung.

Das Buch bei GRIN: https://www.grin.com/document/1368617

Fallstudie

Entwurf eines fallbezogenen diagnostischen Procederes bei Verdachtsdiagnose Alzheimer-Demenz mit Einordnung in der ICD-10 (Alternative A).

abgegeben am 14. Juli 2019 (online)

SRH Fernhochschule

Modul: Biologische Psychologie und Medizinische Grundlagen (MBIOPS)
Studiengang: Prävention und Gesundheitspsychologie M. Sc.

Inhaltsverzeichnis

Abkürzungsverzeichnis

CERAD The Consortium to Establish a Registry for Alzheimer's Disease
CT Computertomographie
MCI Mild Cognitive Impairment
MRT Magnetresonanztomographie
MMST Mini-Mental-Status-Test
PET Positronen-Emissions-Tomographie
TFDD Test zur Früherkennung von Demenz mit Depressionsabgrenzung
Abb. Abbildung(en)
vgl. vergleiche

In dieser Fallstudie wird die gewohnte männliche Sprachform bei personenbezogenen Substantiven aus Gründen der leichteren Lesbarkeit verwendet. Dies ist keine Benachteiligung des weiblichen Geschlechts und ist im Sinne der sprachlichen Einfachheit halber als geschlechtsneutral zu verstehen.

1 Einleitung

1. 1 Problemstellung

Zur Zeit leben weltweit 50 Millionen Menschen mit einer Demenz, davon fast zwei Drittel mit einer Alzheimer-Demenz. Schätzungen warnen, dass die Zahl der an Demenz Erkrankten bis 2050 auf 152 Millionen ansteigen könnte (vgl. Patterson, 2018, S. 6 f.).

Vor rund vierzig Jahren ging man davon aus, dass die Alzheimer-Demenz ein Teil des natürlichen Alterungsprozesses sei (vgl. Patterson, 2018, S. 12). Die von 1988 bis 2015 von der Oxford University durchgeführte Studie OPTIMA (Oxford Project to Investigate Memory and Aging) lenkte die Aufmerksamkeit von Wissenschaftlern und Medizinern auf das demenzielle Syndrom als Erkrankung, insbesondere auf die Alzheimer-Demenz (vgl. https://www.ndcn.ox.ac.uk/research/centre-prevention-stroke-dementia/resources/optima-oxford-project-to-investigate-memory-and-ageing, 6.07.2019). Die Studie brachte zwei wesentliche Durchbrüche: Erstens standardisierte Untersuchungsmethoden, um die Alzheimer-Demenz zu diagnostizieren und zweitens: Zugang zu bildgebenden Verfahren, wie CT, PET und MRT. Dennoch geht der diagnostische Prozess für Demenz-Erkrankungen heute immer noch langsam von statten und wird bei auftretender Symptomatik nicht unmittelbar eingeleitet (vgl. Patterson, 2018, S. 13 f.).

In Deutschland erkrankten im Jahr 2016 39.140 Männer und 33.990 Frauen zwischen 65 und 69 Jahren und 73.130 Menschen in dieser Altersgruppe insgesamt an einer Demenz. Von den 70 bis 74-Jährigen gab es 2016 128.000 Erkrankte, von den 75 bis 79-Jährigen insgesamt 317.480 und von den 80 bis 84-Jährigen 419.270 Betroffene. Von den 65- bis 84-Jährigen nimmt die Anzahl der Erkrankten jeweils für Männer und Frauen und insgesamt für beide Geschlechter deutlich zu. Ab einem Alter von 84 bis 90 Jahren nimmt die Anzahl der erkrankten Männer deutlich ab. Die der Frauen schwankt innerhalb dieser Zeitspanne um ca. 20.000. Die Gesamtzahl der Erkrankten geht mit 90 Jahren auf 304.440 zurück. Dabei sei zu berücksichtigen, dass die Überlebensrate alters- und geschlechtsabhängig ist. Insgesamt erkrankten 2016 1.627.840 Männer und Frauen an einer Demenz (vgl. Deutsches Zentrum für Altersfragen, Alzheimer Europe, 2018. Siehe auch Abbildungen, Abb. 1).

1. 2 Zielsetzung und Vorgehensweise der Arbeit

Die Zahl der Erkrankten ist erschreckend hoch. Deswegen braucht es ein sicheres diagnostisches Procedere, um Betroffene so gut wie möglich zu versorgen und adäquat zu behandeln. Ziel dieser Fallstudie ist es, den praktischen Umgang mit der Symptomschilderung eines Patienten vorzustellen und in diesem Sinne ein fallbezogenes diagnostisches Procedere zu entwerfen, anzuwenden und im Ergebnis eine Einordnung in der ICD-10 vorzunehmen. Dazu werde ich zunächst die theoretischen Grundlagen zur Demenz erläutern und gehe dabei insbesondere auf die Alzheimer-Demenz und auf Demenz bei zerebrovaskulären Störungen, sowie auf die Symptomatik und den Verlauf genannter Krankheitsbilder ein.

Der Schwerpunkt dieser Arbeit beginnt mit einer fallbezogenen Situationsanalyse und Problemdarstellung: Welche Symptome zeigt der Patient? Wie gestaltet sich die gegenwärtige Lebenssituation des Patienten und zu welcher Verdachtsdiagnose komme ich? Schließlich möchte ich diesbezüglich ein für den Patienten passendes diagnostisches Procedere vorstellen. Dabei berücksichtige ich die interdisziplinäre Diagnostik (für Alzheimer-Demenz) und stelle medizinische und psychologische Untersuchungsverfahren vor. Zu den psychologischen Verfahren zählen eine Basisdiagnostik (TFDD und MMST), sowie eine neuropsychologische Differentialdiagnostik (CERAD-Testbatterie) mit besonderem Schwerpunkt. Im nächsten Schritt folgt die Ergebnisdarstellung. Die Testergebnisse des diagnostischen Procederes werden fallbezogen vorgestellt, so dass im Anschluss eine Einordnung in der ICD-10 vorgenommen werden kann. In einem letzten Schritt möchte ich diese Fallstudie mit einer Diskussion abrunden: Welche Literatur war besonders interessant und aufschlussreich? Was war im Rahmen dieser Studie besonders herausfordernd? Zum Ende beschreibe ich in einem kurzen Ausblick welche Punkte der Studie insbesondere für die Praxis relevant sind und welche weiteren Schritte nun für den Patienten folgen sollten.

2 Theoretische Grundlagen zur Demenz

2. 1 Zum Krankheitsbild Demenz - Begriffsbestimmung

Laut der ICD-10 ist Demenz ein Syndrom, welches als Folge einer chronischen oder fortschreitenden Erkrankung des Gehirns entsteht. Durch die Erkrankung sind höhere kortikale Funktionen stark beeinträchtigt. Dies betrifft Gedächtnis, Denken, Auffassung, Orientierung, Lernfähigkeit, Rechnen, Sprache und das Urteilsvermögen. Dabei ist das Bewusstsein der Betroffenen nicht getrübt. Einhergehend mit kognitiven Defiziten treten Veränderungen des Sozialverhaltens und der Motivation, sowie der emotionalen Kontrolle auf. In seltenen Fällen können genannte Auffälligkeiten auch auftreten, bevor die kognitiven Defizite bemerkt werden. Die Demenz tritt u. a. bei der Alzheimer-Erkrankung, oder bei zerebrovaskulären Erkrankungen auf, wobei das Gehirn primär oder sekundär betroffen ist (vgl. Dilling & Freyberger, 2019, S. 24). Bei einer primären Demenz liegt die Ursache der Erkrankung im Gehirn selbst. Bei einer sekundären Demenz ist sie eine Folge anderer Erkrankungen. Die Symptome der primären und sekundären Erkrankung sind ähnlich, wobei das Auftreten der Symptomatik zeitlich variieren kann (vgl. Werner, 2014, S. 40).

Des Weiteren können die Demenzformen in kortikale und subkortikale Formen kategorisiert werden. Bei der kortikalen Demenz ist die Hirnrinde, der Kortex, betroffen und bei der subkoritkalen Demenz ist das Gehirn unterhalb der Rinde betroffen. Während bei der koritakeln Demenz kognitive Symptome zuerst auftreten, zeigen sich bei der subkortikalen Demenz zunächst neurologische Ausfälle (vgl. Werner, 2014, S. 40. Siehe auch folgende Tabelle).

Kortikale Demenzen	Subkoritkale Demenzen
-Schädigung der Großhirnrinde (graue Zellen) -Vorerst kognitive Symptomatik (Beeinträchtigung der höheren geist. Funktionen) -Schließlich neurologische Ausfällte, z. B. Alzheimer-Demenz	- Keine primäre Schädigung der Großhirnrinde - Vorerst neurologische Ausfälle (Gangstörung) - Schließlich kognitive Beeinträchtigung - Zu den Symptomen zählen u.a. Konzerntrationsstörungen und reduzierter Antrieb - Bsp.: Vaskuläre Demenz, Morbus Parkinson

(Vgl. Werner, 2014, S. 40)

Im ICD-10 zur Klassifikation psychischer Störungen findet sich die Erkrankung unter „Demenz" (F00 bis F03) im „Kapitel V (F) Psychische und Verhaltensstörungen" unter „Organische einschließlich symptomatischer psychischer Störungen (F00-F09)" (Dilling & Freyberger, 2019, S. 21-27). Um eine Demenz eindeutig zu diagnostizieren, müssen laut ICD-10 die Kriterien G1-G4 vorliegen. Darunter versteht sich erstens: Die „Abnahme des Gedächtnisses", u.a. Annahme von neuen Informationen und die Erinnerung betreffend; Und: Die „Abnahme anderer kognitiver Fähigkeiten", dazu gehört u.a. die Verminderung der Urteilsfähigkeit und des Denkvermögens (G1) (ebd. S. 24 f.); Zweitens: Um die unter erstens genannten Punkte eindeutig nachzuweisen, muss die bewusste Wahrnehmung der Umgebung gegeben sein, d.h. es darf keine Bewusstseinstrübung, wie zum Beispiel durch delirante Episoden vorliegen (G2); Drittens: Eine Veränderung des Sozialverhaltens, oder eine Antriebsminderung und eine Verminderung der Affektkontrolle manifestieren sich entweder auf dem Merkmal a. emotionale Labilität, b. Reizbarkeit, c. Apathie, oder d. Vergröberung des Sozialverhaltens (G3). Unter dem vierten Punkt wird benannt, dass die unter erstens beschriebene Symptomatik mindestens sechs Monate bestehen muss, damit eine eindeutige klinische Diagnose für Demenz als irreversible Erkrankung gestellt werden kann (G4). Die unter G1 aufgezählten Bedingungen lassen sich jeweils in eine leichte, mittelgradige, oder schwere Beeinträchtigung unterteilen: Bei beispielsweise einer schweren kognitiven Beeinträchtigung haben Betroffene keine Erinnerung mehr an enge Verwandte. Bei einer schweren Beeinträchtigung der kognitiven Fähigkeiten fehlen nachvollziehbare Gedankengänge nahezu vollständig. Der Gesamtschweregrad richtet sich nach dem schwerer beeinträchtigten Niveau von entweder Gedächtnis oder intellektuellen Fähigkeiten (vgl. ebd. S. 24-27).

Der Demenz sind die Punkte „F00* Demenz bei Alzheimer-Krankheit" sowie „F01 Vaskuläre Demenz" und „F02* Demenz bei andernorts klassifizierten Krankheiten", sowie „F03 nicht näher bezeichnete Demenz" zugeordnet (Dilling & Freyberger, 2019, S. 27-40). In den nächsten beiden Kapiteln möchte ich die theoretischen Grundlagen der Alzheimer- und vaskulären Demenz ausführlich erläutern. Dabei findet die für diese Fallstudie besonders relevante Alzheimer-Demenz besondre Berücksichtigung. Die detaillierte Beschreibung andernorts klassifizierter Krankheitsbilder würde den Rahmen dieser Arbeit sprengen.

2. 2 Demenz bei Alzheimer-Krankheit

Die Alzheimer-Demenz ist die am häufigsten auftretende Form der Demenz. Die Bezeichnung der Erkrankung geht auf Alois Alzheimer zurück, der bereits 1906 einen Patienten mittleren Alters mit entsprechender Symptomatik behandelte (vgl. Werner, 2014, S. 40). „Die Alzheimer'sche Erkrankung ist eine primär degenerative zerebrale Erkrankung mit unbekannter Ätiologie und charakteristischen neuropathologischen und neurochemischen Merkmalen. Sie beginnt meist schleichend und entwickelt sich langsam aber stetig über einen Zeitraum von mehreren Jahren" (Dilling & Freyberger, 2019, S. 27). Zu den diagnostischen Kriterien gehören A. die bereits genannten allgemeinen Kriterien für eine Demenz, G1-G4 (s. Kap. 2.1) und B. eine körperliche Untersuchung ohne Befund. Dazu gehört der Ausschluss zerebrovaskulärer Erkrankungen, der HIV-Erkrankung, oder auch der Parkinson-Krankheit, sowie von Systemerkrankungen, wie Vitamin B12- oder Folsäure-Mangel, oder der Hyperkalzämie (vgl. Dilling & Freyberger, 2019, S. 28). Zu betonten sei, dass die Diagnose letztendlich nur über einen postmortalen Nachweis gesichert werden kann. Bei Erkrankten sind dann über das normale Altersmaß hinaus Amyloid-Plaques und Neurofibrillenbündel im Gehirn zu finden (vgl. Pinel & Pauli, 2017, S. 285).

Die Neurofibrillenbündel sind „fadenförmige Proteinknäule im neuronalen Zytoplasma". Amyloid-Plaques meinen „Klumpen aus Narbengewebe, die aus degenerativen Neuronen und einem Protein, dem sogenannten Amyloid bestehen, das in normalen Gehirnen nur in sehr kleinen Mengen vorkommt". Als weiterer Faktor tritt ein massiver Neuronenverlust auf (Pinel & Pauli, 2017, S. 285). Neurofibrillenbündel, Amyloid-Plaques und Neuronenverlust treten oft im entorhinalen Kortex, in der Amygdalla und im Hippocampus auf. Diese sind Strukturen, die alle am Gedächtnis beteiligt sind (vgl. Collie & Maruff, 2002, S. 365-374; Selkoe, 2000, S. 789-791). Ebenfalls treten sie in Hirnbereichen auf, die komplexe kognitive Funktionen steuern. Dazu gehören der inferiore Temporalkortex, der posteriore Parietalkortex und der präfrontale Kortex (vgl. Pinel & Pauli, 2017, S. 285. Siehe auch folgende Abbildungen).

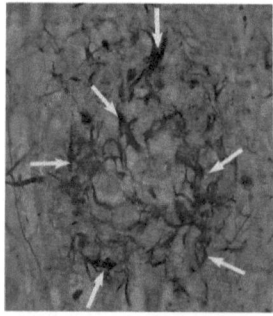

(Pinel & Pauli, 2017 S. 285)

Amyloid-Plaques im Gehirn eines verstorbenen Patienten mit Alzheimer-Erkrankung

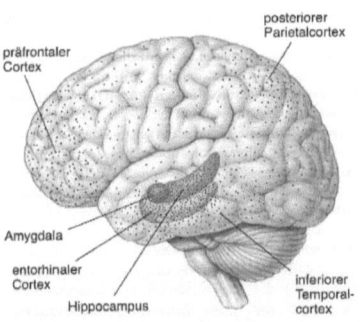

(Pinel & Pauli, 2017, S. 285)

Die typische Verteilung von Neurofibrillenbündeln und Amyloid-Palques von Patienten mit fortgeschrittener Alzheimer-Erkrankung

Die Beeinträchtigung des Gedächtnisses zeigt sich vorerst in einer Abnahme des Kurzzeitgedächtnisses. Zunächst können sich Betroffene im Anfangsstadium der Erkrankung noch an Ereignisse die lange her sind gut erinnern. Hingegen vergessen sie gegenwärtige Unterhaltungen, Treffen, oder Verabredungen innerhalb von Minuten. Dazu gehört auch, dass Patienten nicht mehr in der Lage sind, sich Instruktionen, beispielsweise die Bedienung neuer Geräte, anzueignen. Neuropathologisch geht diese Symptomatik mit dem Verfall des Hippocampus einher: Das Gehirn ist nicht mehr in der Lage neue Erinnerungen zu speichern. Im späteren Verlauf der Erkrankung nimmt schließlich auch das Langzeitgedächtnis ab.

Auch das procedurale Gedächtnis ist von der Erkrankung betroffen, allerdings ähnlich wie das Langzeitgedächtnis erst zum Ende der Erkrankung. So können Betroffene in den Frühstadien von Alzheimer, Aktivitäten wie Tanzen, oder ein Instrument zu Spielen vorerst beibehalten (vgl. Mast & Yochim, 2018, S. 20 f.).

Die Krankheit schreitet langsam fort und infiltriert zunächst die Medial-Temporal-Region, bevor schließlich die neuroanatomisch nah gelegenen Hirnareal betroffen sind (Temporallappen und Frontallappen, Parietal- und Occipitallappen). Dieses geht mit einer Minderung der Sprachfähigkeit einher, die die Wortfindung und die Fähigkeit zur Unterhaltung betrifft. Die Beeinträchtigung der Frontallappen führt zu einer Veränderung des Sozialverhaltens (Beschimpfungen, asoziales Verhalten). Ebenfalls haben Patienten an dieser Stelle die Fähigkeit verloren,

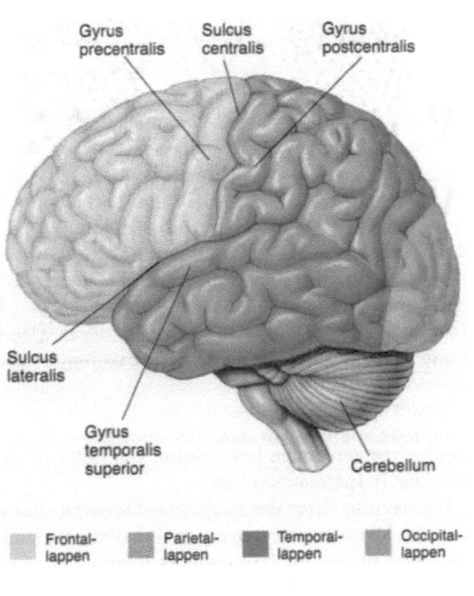

(Pinel & Pauli, 2017, S. 75)

Die Gehirnlappen der zerebralen Hemisphäre.

Blau: Frontallappen; Lila: Parietallappen; Rot: Temporallappen; Grün: Occipitallappen

eigenständig zu planen oder Entscheidungen zu treffen (Abnahme der exekutiven Funktionen). Schließlich ist auch die Wahrnehmung von visuellen Reizen gestört (vgl. Mast & Yochim, 2018, S. 21. Sie auch Abbildung rechts).

Laut ICD-10 kann die Demenz bei Alzheimer-Krankheit mit frühem Beginn (F00.0*), mit spätem Beginn (F00.1*) auftreten, sowie in atypischer oder gemischter Form (vgl. Dilling & Freyberger, 2019, S. 29-31). Demenz bei Alzheimer-Krankheit mit frühem Beginn tritt in der Regel vor dem 65. Lebensjahr auf. Die Symptomatik verschlechtert sich rasch und geht mit „deutliche[n] und vielfältige[n] Störungen der höheren kortikalen Funktionen" einher (ebd. S. 29). Für eine eindeutige

Diagnose müssen die Kriterien für Demenz bei Alzheimer-Krankheit erfüllt sein und der Patient muss entweder einen plötzlichen Beginn der Erkrankung mit schneller Progredienz aufweisen, oder über die Gedächtnisstörung hinaus „eine amnestische oder sensorische Aphasie, Agraphie, Alexie, Akalkulie oder Apraxi" haben (ebd. S. 29). Die Demenz bei Alzheimer-Krankheit mit spätem Beginn tritt nach dem 65. Lebensjahr auf, oder deutlich später zu Ende des 70. Lebensjahres. Die Progredienz ist langsam und die Gedächtnisstörung ist das Hauptsymptom. Auch an dieser Stelle müssen für eine eindeutige Diagnose die Kriterien für Demenz bei Alzheimer-Krankheit erfüllt sein. Der Krankheitsbeginn muss nach dem 65. Lebensjahr liegen. Des Weiteren muss entweder nachgewiesen werden, dass die Krankheit sehr langsamen begonnen ist, einhergehend mit einer allmählichen Verschlechterung (das kann erst nach einem Verlauf von mindestens 3 Jahren deutlich werden), oder dass eine Gedächtnisstörung gegenüber der intellektuellen Störung vorherrscht. Die atypische Demenz vom Alzheimer-Typ (F00.2*) weist deutliche atypische Merkmale auf oder erfüllt die Kriterien der Erkrankung mit frühem oder spätem Beginn (vgl. ebd. S. 30).

2. 3 Demenz bei zerebrovaskulären Störungen

Die Demenz des vaskulären Typs findet sich im ICD-10 unter Kapitel F01 (vgl. Dilling & Freyberger, 2019, S. 31). Für eine eindeutige Diagnose müssen die allgemeinen Kriterien für eine Demenz (G1-G4) gesichert sein. Des Weiteren liegt bei einer vaskulären Demenz symptomatisch eine ungleiche Verteilung der kognititven Defizite vor (Gedächtnis kann eingeschränkt sein, während die Informationsverarbeitung keine Defizite aufweist) und es muss eine fokale Hirnschädigung durch beispielsweise einseitig gesteigerte Muskeleigenreflexe, oder durch eine einseitige spastische Hemiparese der Gliedmaßen nachgewiesen werden. Als letztes diagnostisches Kriterium gilt es eine zerebrovaskuläre Erkrankung nachzuweisen. Bei einer plötzlich auftretenden Demenz (zwischen ein und drei Monaten) nach mehreren kleinen Schlaganfällen oder aber auch nach einem einzelnen großen Hirninfarkt spricht man von vaskulärer Demenz mit akutem Beginn, im ICD-10 unter Kapitel F01.0 zu finden (vgl. Dilling & Freyberger, 2019, S. 31 f.).

Unter vaskulärer Demenz verstehen sich alle demenziellen Erkrankungen, die durch eine verringerte Blutzufuhr, oder durch eine Durchblutungsstörung bestimmter Hirnreale entstehen. Dadurch, dass die Hirnreale kaum, oder gar nicht mehr mit Blut versorgt werden, kommt es zu einer Gefäßschädigung und Neuronen sterben durch die Freisetzung von Glutamat ab. Die betroffenen Hirnregionen werden nicht mehr mit ausreichend Sauerstoff versorgt (vgl. Werner, 2014, S. 42 f.. Siehe auch Abbildungen, Abb. 2). Dann zeigt sich ein schlagartiger Beginn mit schrittweiser oder schubförmiger Verschlechterung (vgl. Zieres & Weibler, 2017, S. 30). Bei schwerer Ischämie in den großen hirnzuführenden Arterien liegt eine Multi-Infarkt-Demenz vor. Diese nimmt einen sprunghaften und episodische Verlauf (vgl. Werner, 2014, S. 42 f.).

Zu den infarktbedingten Symptomen zählen eine Störung der Sprachfähigkeit, der visuellen Wahrnehmung, sowie der Aufmerksamkeit und eine deutlich langsamere Informationsverarbeitung.

Des Weiteren kann ein Hemineglect auftreten. Patienten nehmen dann eine Seite ihrer Außenwelt nicht mehr wahr. Das Betrifft auch die eigene Körperseite (vgl. Mast & Yochim 2018, S. 27). Des Weiteren zeigen Betroffene folgende charakteristische Symptome: Gangstörungen (kleinschrittiger und schlurfender Gang, spastisches Gangbild, Patienten stürzen); Dranginkontinenz, Lähmungen und Akinese, Sprach- und Schluckstörungen, sowie Affektlabilität. Im fortgeschrittenen Stadium unterscheidet sich diese Form der Demenz kaum mehr von der Symptomatik der Alzheimer-Demenz (vgl. Werner, S. 42 f.).

Es sei an dieser Stelle anzumerken, dass es weitere 15 Prozent sonstiger Demenzerkrankungen mit mannigfaltigen Ursachen gibt, wie zum Beispiel Morbus - Parkinson, oder Schilddrüsenerkrankungen (vgl. Zieres & Weibler, 2017, S. 30).

2. 4 Primäre und Sekundäre Symptome

Bei einer Demenz muss man zwischen primären und sekundären Symptomen unterscheiden. Die Primärsymptome sind die direkten Auswirkungen der Krankheit, welche Schädigungen im Gehirn verursachen (Bsp. Alzheimer- oder vaskuläre Demenz). Die Sekundärsyptome sind Folgeerscheinungen, welche im Zusammenhang mit der demenziellen Erkrankung auftreten. Diese sind psychopathologische Reaktionen auf die Auswirkungen der Erkrankung, wie zum Beispiel Angst, Depressionen, oder wahnhafte Erlebnisdeutungen. Im Gegensatz zu den Primärsymptomen kann man die sekundären Symptome in einigen Fällen durch eine Umgestaltung des Umfeldes der Erkrankten, oder zum Beispiel durch die therapeutische Zusammenarbeit mit Angehörigen positiv beeinflussen (vgl. Werner, 2014, S. 38. Siehe auch folgende Tabelle).

Primäre Symptome	Sekundäre Symptome
Gedächtnisschwäche Gestörte Merkfähigkeit Beeinträchtigung des Denkvermögens Orientierungsstörung	Angst Panik Aggression Schamgefühl Verunsicherung Ratlosigkeit Rückzug Unruhe wahnhafte Erlebnisdeutung Depression u. a.

(Vgl. Werner, 2014, S. 39)
Primäre und Sekundäre Symptome einer Demenz

2. 5 Entstehung und Verlauf

Zunächst verläuft die Alzheimer-Demenz sehr langsam und bleibt unbemerkt (präklinische Phase). Schließlich treten dann subjektive kognitive Defizite auf und im weiteren Verlauf auch objektivierbare kognitive Defizite. Nehmen diese Beeinträchtigungen ein bestimmtes Ausmaß an, spricht man von einer leichten kognitiven Störungen (Mild Cognitive Impairment). Schreitet die Krankheit schließlich fort, dann erreicht sie das Stadium einer Demenz (vgl. Stemmler & Kornhuber, 2018, S. 44).

Die Entstehung der **Alzheimer-Demenz** ist ungeklärt. Fest steht, dass geistige Aktivität ein protektiver Faktor ist. Die Demenz vom Typ Alzheimer ist degenerativ. Der zeitliche Verlauf der Erkrankung ist von Patient zu Patient individuell und hängt von dem Alter zur Zeit der Diagnosenstellung ab. In der Regel können Patienten mit einem Diagnosealter von 60 Jahren bis zu 20 Jahre mit der Erkrankung leben, während ein 85-Jähriger mit der selben Diagnose eine deutlich kürzere Lebenserwartung hat. Durchschnittlich leben Betroffene sieben Jahre von den ersten Symptomen bis zum Tod.

Die demenziellen Symptome unterscheiden sich mit dem Verlauf der Erkrankung und nehmen mit dem Schweregrad zu (vgl. Werner, 2014, S. 41). Die Schweregrade mit entsprechender Symptomatik sollen zusammenfassend in der folgenden Tabelle aufgezeigt werden:

Schweregrad Demenz	Symptome
Leichte Demenz	Abnahme der Leistungsfähigkeit; leichte Gedächtnisstörung; Wortfindungsstörung; Gestörte Initiativ-, Planungs- und Organisationsfähigkeit; die Merkfähigkeit lässt nach; Patienten versagen bei beruflichen Anforderungen und sind im Alltag beeinträchtigt; Probleme im Umgang mit unbekannten Situationen
Mittelschwere Demenz	Patienten können sich nicht mehr an Namen, Adressen, Telefonnummern oder bestimmte Orte erinnern; Lebensführung nur noch begrenzt selbständig möglich; Vernachlässigung der Körperpflege; Patienten sind nicht mehr in der Lage sich eigenständig anzuziehen; Vernachlässigung der Mahlzeiten; Aphasie (Sprachlosigkeit), Apraxie (gezielte Bewegungen können nicht ausgeführt werden); Agnosie (Unfähigkeit Objekte zu erkennen oder zu erfassen)
Schwere Demenz	Aktivitäten und existenzielle Erfahrungen des Lebens, sowie Beziehungen sind beeinträchtigt; Unfähigkeit sich anzukleiden und mangelnde Körperhygiene; Wahrnehmung der Umwelt gestört; extrem reduzierter Wortschatz, Verlust der Sprache; Patienten können nicht mehr lächeln; Gangstörung, Stürze, Inkontinenz, Schluckstörung

(Vgl. Werner, 2014, S. 41 f.)

Die **vaskuläre Form der Demenz** verläuft sprunghaft und episodisch. Die Prognose richtet sich nach dem Schweregrad der Durchblutungsstörung. Die Erkrankung schreitet nicht zwingend fort (vgl. Werner, 2014, S. 42 f.). Bei der Multi-Infarkt-Demenz zeichnet sich mit der Anhäufung mehrerer Ischämien, die zu einer Reihe von Infarkten im Hirngewebe führen, ein allmählicher Beginn ab (vgl. Dilling & Freyberger, 2019, S. 32).

Die Symptomatik der vaskulären Demenz tritt rasch auf und schwankt stark im Verlauf. So kann die Erkrankung progredient verlaufen, oder aber auch über einen Zeitraum von mehreren Jahren keine Veränderung zeigen. Indem man das Auftreten weiterer Schlaganfälle verhindert, kann die Demenz in ihrer Symptomatik deutlich gemindert werden. Auch eine medikamentöse Behandlung durch gerinnungshemmende Medikamente kann Schlaganfällen vorbeugen und ein erneutes Auftreten von Demenz präventiv verhindern. Die Symptome der Erkrankungen hängen davon ab, welches Hirnareal von einer Ischämie betroffen ist. Dazu gehören häufig Beeinträchtigungen des Gedächtnisses, ein eingeschränktes Sprachvermögen und verminderte Koordination.

3 Situationsanalyse und Problemdarstellung

3.1 Fremdanamnese: Angaben zur Symptomatik und zum Symptomverlauf

Der Patient, nennen wir ihn Herrn Schmidt, ist ein 63-jähriger Gärtner und wird durch seine Ehefrau in einer Klinik vorgestellt. Den genauen Beginn der Symptomatik kann die Ehefrau des Betroffenen nicht benennen. Fest steht aber, dass sich der Zustand des Patienten seit ca. zwei Jahren stetig verändert und sich die Symptomatik im 61. Lebensjahr rasch manifestierte. Der Patient sei zunehmend vergesslicher geworden, verlege des Öfteren seine Autoschlüssel und könne sich nicht an Verabredungen und Termine halten. Er vergesse Namen und habe vor Kurzem mehrfach die selben Bettdecken bestellt. Außerdem erklärt die Ehefrau, dass der Patient Schwierigkeiten habe sich zu orientieren und vor einiger Zeit den Weg ins Hotel nicht zurückgefunden habe. Eine körperliche Untersuchung war ohne Befund. So liegt beispielsweise keine zerebrovaskuläre Erkrankung, kein Morbus-Prakinson, kein Vitamin-B12-, oder Folsäure-Mangel vor, auch eine Hyperkalzämie ist auszuschließen. Die Anamnese beschränkt sich auf die objektive Symptombeschreibung durch die Ehefrau, da der Patient aufgrund seiner kognitiven Einschränkungen nicht in der Lage ist, eine Eigenanamnese mitzugehen.

3. 2 Gegenwärtige Lebenssituation des Patienten

Der Patient ist verheiratet und lebt mit seiner Ehefrau zusammen. Aufgrund seines Alters ist davon auszugehen, dass Herr Schmidt bereits pensioniert ist, oder sich kurz vor dem Ruhestand befindet. Die finanzielle Situation scheint stabil zu sein (gemeinsamer Urlaub zu leisten; Herr Schmidt ist/ war lange Jahre Gärtner). Die Ehefrau berichtet von Bekannten/ Freunden im Zusammenhang mit der Symptomatik (Namen der Bekannten vergessen). So scheint der Patient in ein soziales Umfeld integriert zu sein. Die Ehefrau macht keine Angaben über einen Verwandtschaftskreis, oder zum Beispiel über Kinder des Ehepaares. Zur Zeit ist Herr Schmidt auf die Unterstützung seiner Ehefrau angewiesen, die die progrediente Symptomatik bereits seit zwei Jahren begleitet, allerdings ohne professionelle Unterstützung.

3. 3 Ableitung der Ziele

Herrn Schmidt's Ehefrau schildert Auffälligkeiten, die zunächst zu dem Verdacht einer Alzheimer-Demenz führen. Die Ehefrau beschreibt einen plötzlichen Ausbruch der Symptomatik vor dem 65. Lebensjahr mit rascher Progredienz, was den Verdacht auf eine Alzheimer-Demenz mit frühem Beginn lenkt. Die Schilderung der Ehefrau bezieht sich hauptsächlich auf die Abnahme des Gedächtnisses und anderer kognitiver Fähigkeiten des Patienten (Gedächtnisschwäche, gestörte Merkfähigkeit, Orientierungsstörung) (hierzu siehe auch ICD-10, Demenz bei Alzheimer-Krankheit mir frühem Beginn: Dilling & Freyberger, 2019, S. 29 f.). Es gilt nun zu untersuchen, ob sich die Verdachtsdiagnose bestätigen lässt: Liegt eine Demenz (inkl. Schweregrad) vor und welchen Ursprungs könnte diese Demenz sein? Könnte es sich beispielsweise um eine vaskuläre Demenz handeln? Oder liegt eine Alzheimer-Demenz (mit frühem Beginn) entsprechend der Definition des ICD-10 vor? Ziel ist es nun ein diagnostisches Procedere zu entwerfen, um eine Einordnung in der ICD-10 vorzunehmen und um die Verdachtsdiagnose ggf. zu bestätigen.

4 Diagnostisches Procedere bei Verdacht auf Alzheimer-Demenz

4. 1 Herausforderungen in der Diagnostik

Die Diagnostik ist interdisziplinär. Medizinische und neuropsychologische Methoden konkurrieren nicht, sonder verhalten sich komplementär. Im Frühstadium der Erkrankung gilt es, die Veränderungen im Leistungsniveau zu überprüfen. Das betrifft das Gedächtnis, die exekutiven Funktionen des Patienten, visuell-räumliche Fähigkeiten und die Sprachleistung des Betroffenen (vgl. Stemmler & Kornhuber, 2018, S. 13). Die Diagnose einer Demenz ist durch ein zweistufiges Verfahren gesichert: Erstens muss eine Demenz nachgewiesen werden und zweitens muss die zugrunde liegende Ursache geklärt werden (vgl. ebd. S. 14).

Laut Stemmler und Kornhuber (2018) dient die neuropsychologische Untersuchung „der Objektivierung der eigentlichen [a]mnestischen und kognitiven Beeinträchtigungen, aber auch der Erfassung von Defiziten bei der emotionalen Kontrolle und im Sozialverhalten" (S. 14).

Um eine Demenzform zu diagnostizieren braucht es die Synthese vielseitiger, unterschiedlicher Informationen, was dem interdisziplinären Vorgehen bei der Diagnostik entspricht (vgl. Stemmler & Kornhuber, 2018, S. 14). Jahn und Werheid (2015) haben hierzu eine Übersicht konzipiert, die an dieser Stelle kurz benannt werden soll. Insgesamt listen die Autoren fünf Untersuchungsbereiche auf. Dazu zählen an erster Stelle die Anamnese und Fremdanamnese, um Informationen über den Beginn der Erkrankung, die Art der Beschwerden und die Entwicklung der Symptomatik zu erheben. Darauf folgt die Psychopathologie (untersucht Bewusstseinsstörungen, Störungen im Sozialverhalten und in der Persönlichkeit, aber auch psychotische und depressive Symptomatik). Die neuropsychologische Diagnostik fokussiert kognitive Defizite (Gedächtnisprobleme, Sprachprobleme, etc.). Des Weiteren nennen Jahn und Werheid die Neurologie (Suche nach z.B. extrapyramidalen Störungen) und die Neuroradiologie (Suche nach Raumforderungen, Infarkten, etc.), sowie zu guter Letzt die Labormedizin (Blutbild zum Nachweis entzündlicher Prozesse) (vgl. S. 33).

Es bleibt festzuhalten, dass die Diagnosenstellung einer Demenz, inklusive Klärung der zugrunde liegenden Ursache (zum Bsp. Alzheimer-Demenz oder vaskuläre Ursache), vor der Herausforderung steht, unterschiedliche Disziplin in den diagnostischen Prozess miteinzubeziehen und bei der Befunderhebung zu berücksichtigen.

4.2 Klinische Untersuchung

Die klinische Untersuchung dient zur Anamnese, Fremdanamese, zur Untersuchung der Psychopathologie und zur körperlichen Befunderhebung. Bereits hier könnten sich erste deutliche Anzeichen auf eine Alzheimer-Demenz zeigen (vgl. Stemmler & Kornhuber, 2018, S. 45). Hierzu siehe mehr Informationen in der Ergebnisdarstellung!

4. 3 Laborchemische Untersuchung

Biomarker (messbare Parameter der biochemischen, physiologischen, anatomischen Prozesse) geben Informationen über den Krankheitsprozess. Wenn sich die Alzheimer-Erkrankung im präklinischen Stadium befindet (subjektive Wahrnehmung der Symptomatik), dann deuten Biomarker allein auf eine Alzheimer-Pathologie hin. Biomarker messen die „abnorme Bildung und Ablagerung von Aß im Hirngewebe, [sowie] die abnorme Phosphorylierung von Tau-Proteinen" Stemmler & Kornhuber, 2018, S. 44). Bei der Alzheimer-Erkrankung ist das Tau-Protein chemisch verändert und lagert sich in den Nervenzellen in der Form von Fasern ab, nämlich als Tau-Fibrillen. Als Folge verlieren die Zellen ihre Form und Funktion. Ebenfalls ist der Abbau des Amyloid-Vorläuferproteins gestört, so dass Beta-Amyloid-Proteine entstehen, die sich verklumpen und als Ablagerungen zwischen den Nervenzellen ablagern (ß-Amyloid-Plaques). Diesen Prozess gilt es mit Hilfe von Biomarkern nachzuweisen (vgl. https://www.alzheimer-forschung.de/alzheimer/wasistalzheimer/veraenderungen-im-gehirn/, 14.06.2019). Lassen sich die Biomarker nachweisen, dann spricht man von einer Alzheimer-Krankheit. Entwickelt sich aufgrund der Alzheimer-Krankheit schließlich eine Demenz, dann spricht man von der Alzheimer-Demenz (vgl. Stemmler & Kornhuber, 2018, S. 44. Siehe auch folgende Abbildungen).

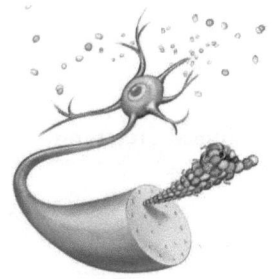 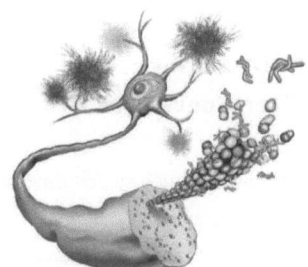

(https://www.alzheimer-forschung.de/alzheimer/wasistalzheimer/veraenderungen-im-gehirn/, 14.06.2019)

Links: Gesunde Nervenzelle.
Rechts: Erkrankte Nervenzelle. Zu sehen mit Fibrillen und Plaques.

Darüber hinaus kann eine Untersuchung der **genetischen Marker** im Rahmen der Demenz-Diagnostik durchgeführt werden. Das erhöhte Vorkommen des ApoE4-Genotyps stellt den wichtigsten genetischen Risikofaktor für die Alzheimer-Erkrankung dar. Zu beachten sei an dieser Stelle, dass dieser genetische Status nicht nur den Patienten, sondern auch immer Kinder des Erkrankten betrifft (vgl. Stemmler & Kornhuber, 2018, S. 49).

4. 4 Bildgebende Verfahren

Die bildgebenden Verfahren sind seit Jahrzehnten Standard in der Demenz-Diagnostik. Dazu gehören CT (Röntgen-Computertomografie), MRT (Magnetresonanz-Tomografie), SPECT (Single-Photon-Emissions-Computer-Tomografie) und PET (Positronen-Emissions-Tomografie). CT und MRT erlauben eine Darstellung der Morphologie, während SPECT und PET eine gute Funktionsdi-agnostik ermöglichen. Besonders wichtig ist, das SPECT und PET im Rahmen einer molekularen Bildgebung Aussagen über den Stoffwechsel und die Proteinexpression erlauben. Innerhalb der let-zten Jahrzehnte kommt es schließlich zu der An-wendung von so genannten Hybridsystemen. Diese können sowohl regionale Biochemie, als auch Morphologie durch eine Überlagerung der rekonstruierten Bilder berücksichtigen. Diese Hy-bridsysteme meinen PET-CT und PET-MR und verbessern die Diagnosemöglichkeiten entschei-

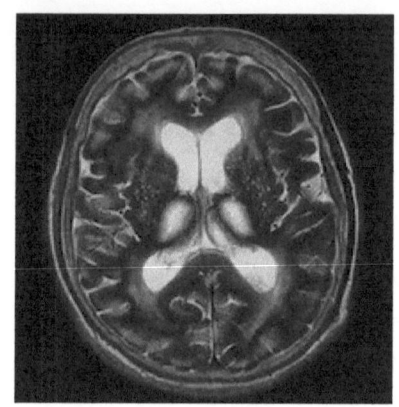

(Stemmler & Kornhuber, 2018, S. 67)

PET/MR-Bild einer weiblichen, 73-Jährigen Person (Befunddarstellung von Thorsten Kuwert)

dend. Ebenfalls ist die Patienten-Compliance für diese Untersuchung hoch, da die Diagnostik der genannten Verfahren ein niedriges Gefährdungspotential bietet und relativ schnell und unkom-pliziert für den Betroffenen durchzuführen ist (vgl. Stemmler & Korhuber, 2018, S. 52 f. Siehe auch Abbildung rechts).

4. 5 Psychologische Diagnostik

4. 5. 1 Test zur Früherkennung von Demenzen mit Depressionsabgrenzung (TFDD)

Im Folgenden möchte ich mich an den Empfehlungen zum diagnostischen Verfahren der S3-Leitlinie zu Demenzen orientieren (Deutschl & Maier, 2016, S. 30-35). Dabei stelle ich ein mögliches diagnostisches Procedere für den Patienten Schmidt dar. Meine Verdachtsdiagnose ist die Alzheimer-Demenz (s. o.). Die Ergebnisdarstellung, sowie die Einordnung in der ICD-10 sollen im nächsten Kapitel (Kapitel 5) dargestellt werden.

Die Leitlinie schlägt zur Testung der kognitiven Defizite unterschiedliche Verfahren vor. Ich habe mich dazu entschlossen, ein Testverfahren zu nutzen, bei welchem die Abgrenzung zur Depression berücksichtigt wird, da bei demenzieller Symptomatik auch eine depressive (behandelbare) Erkrankung zugrunde liegen kann, die es gilt auszuschließen (zum Bsp. depressive Pseudodemenz) (vgl. Werner, 2014, S. 47). Dabei sei aber auch zu berücksichtigen, dass an Demenz Erkrankte ebenfalls unter dem komorbiden Krankheitsbild einer Depression leiden können (vgl. Schröder, 2006, S 97 f.). Sollte es also einen Verdacht auf eine Depression geben, müssen weitere differentialdiagnostische Untersuchungen vorgenommen werden. Auch sekundäre Demenzen, zum Beispiel durch eine Medikamentenintoxination müssen ausgeschlossen werden. Hier kann beispielsweise eine Laboruntersuchung Klarheit bringen (vgl. Werner, 2014, S. 47).

Das gewählte Testverfahren heißt TFDD, *Test zur Früherkennung von Demenzen mit Depressionsabgrenzung* (vgl. IhI, 2000, S.413-422) und dient der frühzeitigen Diagnostik und Diagnosenstellung bei früh auftretender Symptomatik (Deutschl & Maier, 2016, S. 31). Grundsätzlich wird bei ersten Anzeichen einer Demenz eine frühzeitige Diagnostik empfohlen, um so schnell wie möglich Beratung und Therapie der Betroffenen zu planen. Voraussetzung hierfür ist, dass die Betroffenen einverstanden sind und den diagnostischen Prozess freiwillig mitgehen (vgl. ebd. S. 32).

TFDD ist ein kurzer Screening-Test, der dazu dient kognitive Leistungseinbußen einer Demenz zu erfassen. Kognitive Einbußen aufgrund einer Depression können abgegrenzt werden (vgl. Stemmler & Kornhuber, 2018, S. 83). Der Test erfasst folgende Merkmalsbereiche: Gedächtnisleistung, zeitliche Orientierung, das Befolgen von Anweisungen, sowie Wortflüssigkeit und die konstruktive Praxis. Die Aufgaben weisen eine hohe Diskriminationsfähigkeit bei Alzheimer-Demenz auf. Die depressive Symptomatik wird mit Hilfe von Selbst- und Fremdeinschätzung auf einer elfstufigen Skala durchgeführt. Der Test ist unkompliziert und zeitökonomisch. Er kann innerhalb von fünf bis zehn Minuten gut durchgeführt werden, wobei eine ausführliche Aufklärung zur Selbsteinschätzung der depressiven Symptomatik vorgenommen werden muss und deutlich mehr Zeit in Anspruch nimmt, soweit der Patient überhaupt in der Lage zur Selbsteinschätzung ist. Ggf. muss man an dieser Stelle die Ehefrau des Patienten mit einbeziehen. Zur Auswertung des Tests siehe folgende Tabelle von Stemmler und Kornhuber, 2018, S. 84:

Punktzahl Demenzaufgaben	Punktzahl Depressionsitems	Aussage
> 35	≤ 8	Kein Krankheitenchweis
	> 8	Hinweis auf relevante depressive Störung
≤ 35	≤ 8	Hinweis auf relevante demenzielle Symptomatik
	> 8	Hinweis auf demenzielle und depressive Symptomatik

(Mögliche Werte und Interpretationen des TFDD)

Bei Verdacht auf Demenz ist es wichtig, dass bereits bei der Erstdiagnose die kognitiven Leistungseinbußen quantifiziert werden. Durch den TFDD kann das Vorhandensein einer Demenz gut bestimmt werden, wobei die Sensitivität des Tests begrenzt ist. Dieser eignet sich nicht zur Differentialdiagnostik (vgl. Deutschl & Maier, 2016, S. 32).

Geht man davon aus, dass die Ergebnisse des TFDD eine Demenz ohne Depression nachweisen, sollte nun der Schweregrad der Erkrankung festgestellt werden: Handelt es sich um eine leichte, mittelgradige oder schwere Beeinträchtigung?

4. 5. 2 Schweregradbestimmung: Der Mini-Mental-Status-Test (MMST)

Das Ausmaß der kognitiven Beeinträchtigung muss abgeschätzt werden, um den Demenzschweregrad zu bestimmen. Selbst- und Fremdeinschätzung sind an dieser Stelle nicht ausreichend. Die Einschätzung des Schweregrades ist notwendig, um eine Grundlage zur Aufklärung und Betreuung von Patient und Angehörigen zu haben und um weitere therapeutische Interventionen zu planen (vgl. Deutschl & Maier, 2016, S. 33).

Das weltweit bekannteste Screening-Verfahren zur Einschätzung des Schweregrades bei einer kognitiven Beeinträchtigung ist der MMST, *Mini-Mental-Status-Test* (Folstein, Folstein, White & Messer, 2010). Der Test erfasst Orientierung, Aufnahmefähigkeit, Rechnen, Gedächtnis und Sprache, die Ausführung einer Anweisung, konstruktive Praxis, sowie Schreiben und Lesen. Dabei können 30 Punkte erreicht werden. Insgesamt dauert die Testung ca. fünf bis zehn Minuten und kann im Abstand von mehreren Monaten zur Verlaufskontrolle genutzt werden. Die Einordnung in die Schweregrade kann aus der folgenden Tabelle entnommen werden.

Punktzahl	Schweregradeinschätzung
27-30	unauffällig
25-26	leichte kognitive Einbußen bzw. MCI
18-24	leichte Demenz
10-17	mittelgradige Demenz
< 10	schwere Demenz

(Stemmler & Kornhuber, 2018, S. 78)
Werte und Interpretation der MMST-Ergebnisse

Der MMST hat eine gute Sensibilität für Grad und Verlauf von demenziellen Erkrankungen, sowie eine hohe Reliabilität. Er eignet sich deswegen besonders gut zur Abschätzung der Schwere der kognitiven Beeinträchtigung (vgl. Stemmler & Kornhuber, 2018. S. 77 f.).

Nachdem nun mit dem TFDD und dem MMST eine Basisdiagnostik durchgeführt wurde (Quantifizierung kognitiver Defizite mit Schweregradabschätzung), möchte ich nun im nächsten

Kapitel eine neuropsychologische Differentialdiagnostik für meine Verdachtsdiagnose Alzheimer-Demenz durchführen, um die Ätiologie der Demenz zu klären. Die Ergebnisse der Basisdiagnostik befinden sich in Kapitel 5.

4. 5. 3 Neuropsychologische Differentialdiagnostik: Die CERAD-Testbatterie

Eine Basisdiagnostik (s.o.) wurde nun durchgeführt. Der nächste Schritt ist eine differentielle Diagnostik. Die S3-Leitlinie schlägt bei klinisch vermuteter Alzheimer-Demenz Folgendes vor:

Basisdiagnostik	
Kurztest (z.B. MMST, DemTect, TFDD, MoCA)	Grobquantifizierung kognitiver Defizite Schweregradabschätzung Verlaufsuntersuchung
Vertiefte neuropsychologische Diagnostik (Indikation s. Text)	
Klinisch vermutete Erkrankung	*Beispiele zu untersuchender kognitiver Domänen und Testverfahren*
Alzheimer-Demenz	Prüfung der Vergessensrate über die Zeit [61], Fehler (nicht Auslassungen) in der Rekognitionsleistung [60], semantischer Wortflüssigkeit (z.B. CERAD, RWT) [63], Free and cued selective reminding test (FCSRT) [58]

(Deutschl & Maier, 2016, S. 34)
Übersicht neuropsychologischer Untersuchungen in der Differenzialdiagnose

Kognitive Kurztests bilden eine gute Basis für eine Erstdiagnose, sind allerdings alleine nicht ausreichend. Eine neuropsychologische Untersuchung kann einen klinischen Befund im Frühstadium einer Erkrankung bestätigen und bei der ätiologischen Zuordnung eines Demenz-Syndroms Klarheit schaffen. Informationen aus dem Anamnesegespräch (hier Fremdanamnese durch Ehefrau) müssen bei der Befunderhebung unbedingt berücksichtigt werden, insbesondere bezüglich kognitiver Leistungseinbußen des Patienten. Dazu gehören der soziokulturelle Hintergrund des Betroffenen, der Ausbildungsgrad, das frühere Leistungsniveau, besondere Fähigkeiten des Patienten, sowie sensorische Funktionen und die psychiatrische und physische Krankengeschichte, sowie Testerfahrungen, welche neue Testungen beeinflussen könnten (vgl. Deutschl & Maier, 2016. S. 33). Es gibt jedoch nicht für alle genannten Merkmale validierte Normwerte im Bezug auf die kognitive Leistung (vgl. ebd.)!

Die CERAD Testbatterie (*Consortium to Establish a Registry for Alzheimer's Disease*) gilt als international anerkannter Standard, um kognitive Einbußen bei Alzheimer-Demenz zu bestimmen (vgl. Thalmann et al., 1997). Die Testbatterie findet zur Früherkennung und bei der Schweregradbestimmung im Rahmen von Alzheimer-Demenzen Anwendung. Die Tests sind zeitökonomisch und standardisiert. Zu den erfassten Merkmalsbereichen zählen verbales und figurales Gedächtnis, Orientierung, sprachliche Fähigkeit und konstruktive Praxis. Insgesamt gibt es acht Aufgabenbereiche: Verbale Flüssigkeit, modifizierter Boston Naming Test, MMSE, Wortliste lernen, abrufen und wiedererkennen und Figuren abzeichnen (vgl. Stemmler & Kornhuber, 2018, S. 88. Siehe auch folgende Abbildung).

1. *verbale Flüssigkeit, Kategorie „Tiere"*	verbale Produktionsfähigkeit, semantisches Gedächtnis, kognitive Flexibilität	
2. *modifizierter Boston Naming Test*	Wortfindung und -benennung, visuelle Wahrnehmung	(Barth, Schönknecht, Pantel, Schröder,
3. *mini Mental State Examination (MMSE)*	Orientierung, Konzentrationsfähigkeit, Merkfähigkeit, Sprache, Ideatorische und Konstruktive Praxis	2005, S. 2)
4. *Wortliste Gedächtnis unmittelbar (3 Lerndurchgänge)*	unmittelbare Merkfähigkeit und Lernvermögen von nicht assoziiertem verbalem Material	Darstellung der CERAD-NP-Testbatterie und der damit erhobenen kognitiven Parameter
5. *konstruktive Praxis*	visuokonstruktive Fähigkeiten	
6. *Wortliste Abrufen*	verzögerte verbale Merkfähigkeit, freie Reproduktion	
7. *Wortliste Wiedererkennen* – *Treffer* – *korrekte Zurückweisung*	verzögerte verbale Merkfähigkeit, Rekognition; Abruf- vs. Speicherdefizite	
8. *konstruktive Praxis Abrufen*	verzögerte figurale Merkfähigkeit, freie Reproduktion	

Insbesondere die Variablen **verbale Flüssigkeit, Wortliste lernen, abrufen und wiedererkennen, sowie die konstruktive Praxis** unterscheiden sicher zwischen Alzheimer-Patienten und Gesunden, mit einer diagnostischen Genauigkeit von 93% (vgl. Aebi, 2002, S. 117). Im Folgenden möchte ich deswegen die genannten Bereiche zur Diagnosenstellung einer Alzheimer-Demenz beleuchten und ausführlich darstellen. In der Praxis sollten alle acht Aufgabenbereiche des CER-ADs aufmerksam durchgeführt werden, um so eine eindeutige Diagnose zu stellen. Dieses würde allerdings den Rahmen dieser Arbeit überschreiten. Deswegen konzentriert sich dieses Kapitel auf die für die Alzheimer-Demenz relevanten Aufgabenbereiche. Darüber hinaus wurden der MMST und der TFDD bereits durchgeführt.

Bei der **verbalen bzw. semantischen Flüssigkeit** geht es um die inhaltliche Bedeutung von Wörtern. Der Test misst Störungen in der verbalen Sprachproduktion und der Assoziationsgeschwindigkeit, überprüft Suchstrategien und die Verarbeitungsgeschwindigkeit, sowie die kognitive Flexibilität des Vorstellungsvermögens und des semantischen Gedächtnisses. Bei dieser Testung soll der Patient innerhalb von einer Minute alle Tiere aufzählen, die ihm einfallen. Zuvor wird ein Beispiel mit einer alternativen Kategorie (Kleidung—> Hose, Jacke, Hemd) vorgestellt, damit sichergestellt ist, dass der Patient die Aufgabe richtig verstanden hat. Die Anweisung wird innerhalb von 15 Sekunden-Intervallen wiederholt, wenn der Patient nicht reagiert (vgl. Aghazadeh, 2013, S. 20).

Wortliste lernen: In dieser Aufgabe wird die Fähigkeit neue Informationen zu lernen geprüft. Das unmittelbare Gedächtnis und die Speicher- und Abruffähigkeit werden geprüft. Zehn Wörter werden vor dem Patienten drei mal laut in unterschiedlicher Reihenfolge wiederholt. Insgesamt hat der Betroffene nach jedem Durchgang 90 Sekunden Zeit, die Wörter unmittelbar aus dem Gedächtnis aufzuschreiben. Um sicher zu sein, dass die Testperson jedes Wort versteht, muss diese die Wörter vor der Übung jeweils ein mal laut vorlesen (vgl. Aghazadeh, 2013, S. 20).

    Wortliste abrufen: Der Patient bearbeitet zunächst eine weitere Aufgabe (s. o. Tabelle). Danach steht er vor der Herausforderung, sich an die Wörter aus der Aufgabe „Wortliste lernen" zu erinnern. Dafür hat er 90 Sekunden Zeit (vgl. Aghazadeh, 2013, S. 23). Dabei werden die verbale Merkfähigkeit und die Reproduktion untersucht (vgl. Barth, Schönknecht, Pantel, Schröder, 2005, S. 2). Die Punktzahl ergibt sich aus der Anzahl der richtigen Wörter (vgl. Aghazadeh, 2013, S. 24.). Für die Aufgabe **Wortliste wiedererkennen** wird der Betroffene gebeten aus einer Liste mit 20 Wörtern die zehn bereits genannten Wörter (s. Aufg. „Wortliste lernen") herauszusuchen (vgl. ebd. S. 24). So werden die verbale Merkfähigkeit, Rekognition und Abruf-, sowie Speicherdefizite getestet (vgl. Barth, Schönknecht, Pantel, Schröder, 2005, S. 2).

    Im Rahmen des Aufgabenbereichs **konstruktive Praxis** soll die visuokonstruktive Fähigkeit untersucht werden (vgl. Barth, Schönknecht, Pantel, Schröder, 2005, S. 2). Der Betroffene, Herr Schmidt, wird darum gebeten, vier ihm vorgelegte Figuren nachzuzeichnen. Dabei handelt es sich um einen Kreis, ein Rhombus, um überlappende Rechtecke und um einen Würfel (vgl. Rosen et al., 1987, S. 1356-1364). Insgesamt kann man hier elf Punkte erreichen. Dabei gibt es zwei Punkte für den Kreis, drei für das Rhombus, zwei Punkte für die Rechtecke und vier für den Würfel. Die Linien der Figuren müssen geschlossen sein und alle Seiten müssen vorhanden sein. Der Würfel sollte dreidimensional sein (vgl. Aghazadeh, 2013, S. 23). Bei der Auswertung der Tests sind z-Werte von < -2,0 als auffällig zu bewerten (vgl. Stemmler & Kornhuber, 2018, S. 158).

5 Ergebnisdarstellung

5. 1 Klinische Untersuchung

    Herr Schmidt ist ein 63-jähriger Patient. Er wirkt im Erstgespräch ratlos und wendet sich an seine Ehefrau. Folglich beschreibt die Ehefrau den Beginn und Verlauf der Erkrankung. Sie berichtet von einer möglichen Gedächtnisschwäche, sowie von gestörter Merkfähigkeit und gestörter Orientierung des Patienten. Die Symptome seien plötzlich aufgetreten (mit ca. 61 Jahren), mit rascher Progredienz. Die Orientierung des Patienten ist deutlich eingeschränkt. Herr Schmidt kann den Ort, an dem er sich befindet benennen, ist aber nicht in der Lage den Weg nach hause zu beschreiben. Während des Gesprächs zeigt sich eine deutlich Störung des Kurzzeitgedächtnisses. So kann der Patient keine Namen und neuen Informationen behalten. Die körperliche Untersuchung ist unauffällig. Zu psychopathologischen Symptomen kann die Ehefrau keine Aussage machen.

Das Alter des Patienten, die Symptome und der Zeitpunkt des Ausbruches dieser, sowie die rasche Progredienz der Erkrankung und die Gedächtnisstörung des Patienten sind erste Anzeichen für eine Alzheimer-Demenz mit frühem Beginn. Diese *Verdachtsdiagnose* basiert hauptsächlich auf der Schilderung der Ehefrau und bedarf deswegen weiterer Untersuchungsverfahren.

5. 2 Laborchemische Untersuchung

Die Biomarker zeigen, dass das Tau-Protein chemisch verändert und erhöht ist. Aß42 ist erniedrigt. Ob zusätzlich eine genetische Risikokonstellation vorliegt kann nicht gesagt werden. Der Patient und seine Ehefrau wünschen diese Testung nicht. Deswegen wurde die Untersuchung nicht durchgeführt.

5. 3 Bildgebende Verfahren

Es wird eine SPECT-Untersuchung durchgeführt. Die Ergebnisse zeigen eine Minderperfusion (Durchblutungsstörung). Aufgrund der Ablagerungen von Fibrillen und Plaques werden die entsprechenden Hirnregionen nicht mehr durchblutet und nicht mehr mit Sauerstoff versorgt.

Ein MRT zeigt, dass es keinen Hinweis auf eine Durchblutungsstörung gibt (Schlaganfall ist auszuschließen). Des Weiteren zeigt sich eine temporale Volumenminderung (Hierzu siehe die folgende, beispielhafte bildliche Darstellung):

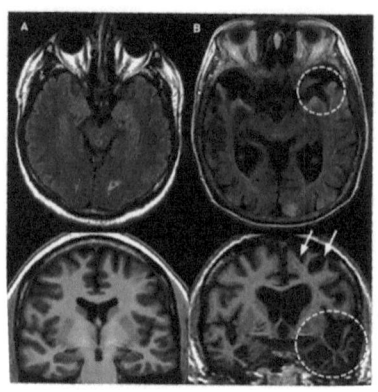

(Stemmler & Kornhuber, 2018, S. 60)

A: Gehirn einer 66 Jahre alten P. mit klinisch unauffälligem Befund

B: 65 Jahre alte P. mit Alzheimer-Demenz. Unten rechts (durch einen Kreis markiert) sieht man die temporale Volumenminderung.

5. 4 Psychologische Diagnostik

Kognitiver Kurztest. *Ergebnisse des TFDD (mit Abgr. zur Depression):* Herr Schmidt zeigt in fast allen Bereichen deutliche Einbußen in der kognitiven Leistungsfähigkeit. Insbesondere für die Aufgaben „unmittelbare Reproduktion", „zeitliche Orientierung" und „verzögerte Reproduktion" zeigt der Patient pathologische Reaktionen. Die Gesamtpunktzahl für den Bereich „Demenz" liegt bei unter 35 Punkten, für den Bereich „Depression" bei unter acht Punkten. Dieses ist ein Hinweis auf eine relevante demenzielle Symptomatik, ohne Hinweis auf eine Depression.

Abschätzung des **Schweregrades** *der kogn. Einbußen. Ergebnisse des MMST:* Der Patient erreicht 17 Punkte. Die Punkte entsprechen den kognitiven Leitungseinbußen eines mittelgradigen demenziellen Syndroms. Die Leistungen sind in fast allen Bereichen im pathologischen Bereich. Insbesondere die örtliche Orientierung, die Merk- und Erinnerungsfähigkeit und die Sprache (Benennen von Gegenständen) stellen den Patienten vor eine große Herausforderung. Zu diesem Zeitpunkt der Testung kann man nun davon ausgehen, dass eine mittelgradige Demenz (ohne Depression) vorliegt. Damit ist nun in einem ersten Schritt die *Basisdiagnostik* abgeschlossen. Es wurde eine Quantifizierung der kognitiven Defizite mit Schweregradeinschätzung durchgeführt.

    Neuropsychologische Diagnostik. Differentialdiagnostik durch CERAD-Testbatterie: Im differentialdiagnostischen Procedere soll nun der Ursprung der Demenz geklärt werden: Handelt es sich um eine Alzheimer-Demenz? An dieser Stelle ist es wichtig, Informationen aus dem Erstgespräch (s. Kap. 5. 1) miteinzubeziehen. Das betrifft auch Angaben zum soziokulturellen Hintergrund des Patienten, zum früheren Leistungsniveau und zu den sensorischen Funktionen, aber auch zur psychiatrischen und physischen Krankheitsgeschichte. Auch Testerfahrungen des Patienten sollten mit berücksichtigt werden (können ggf. die Ergebnisse der Testungen beeinflussen) (s. Kap. 4. 5. 3). In der praktischen diagnostischen Erhebung sei dieses unbedingt zu berücksichtigen und beispielsweise mit der Hilfe von Angehörigen eines Patienten zu erfragen. Im Rahmen dieser Arbeit liegen die genannten Informationen nicht vor und können deswegen innerhalb des diagnostischen Procederes nicht berücksichtigt werden!

    Ergebnisse CERAD: Die Variablen verbale Flüssigkeit, Wortliste lernen, abrufen und wiederkennen, sowie die konstruktive Praxis müssen besondere Berücksichtigung zur Diagnosenstellung einer Alzheimer-Demenz finden. Bei Herrn Schmidt liegen alle Variablen im pathologisch auffälligen Bereich: 1. Semantische Wortflüssigkeit (Tiere): Der Patient kann mit (viel Zeit) sechs Tiere nennen und erzielt damit sieben Punkte. Dieses deutet auf eine Störung der verbalen Sprachproduktion und der Verarbeitungsgeschwindigkeit hin, auf eine eingeschränkte kognitive Flexibilität und auf eine Beeinträchtigung des semantischen Gedächtnisses. 2. Wortliste lernen: Aus den drei Durchgängen kann der Patient insgesamt neun Wörter behalten. Es liegt eine starke Beeinträchtigung des Kurzzeitgedächtnisses vor, mit verminderter Speicher- und Abruffähigkeit. 3. Wortliste abrufen: Der Patient kann sich an kein Wort erinnern. Verbale Merkfähigkeit und Reproduktion liegen im unteren Leistungsbereich. Wortliste wiedererkennen: Der Patient erkennt ein Wort wieder. Dieses ist Annahme für eine gestörte Rekognition und für Speicherdefizite. 4. Konstruktive Praxis —> Figuren abzeichnen: Der Patient erreicht zwei von elf Punkten. Er kann mit großer Anstrengung den Kreis zeichnen. Die z-Werte liegen in jeder Kategorie bei <-2,0. Alle Test- und Leistungsparameter sind damit im auffälligen Bereich.

    Die Werte deuten insgesamt auf deutlich unterdurchschnittliche Leistungen in den Bereichen Sprache (verbale/ semantische Flüssigkeit), Gedächtnis (Wortliste lernen, abrufen und wiederkennen), sowie in der konstruktiven Praxis (Figuren abzeichnen) im Vergleich zu den normierten Werten für die Altersgruppe von Herrn Schmidt hin.

5. 5 Einordnung in der ICD-10

Auf Grund der geschilderten Untersuchungsergebnisse möchte ich nun folgende Einordnung in der ICD-10 vornehmen: Die in der ICD-10 genannten Kriterien für Alzheimer-Demenz lassen sich mit Hilfe der angewandten Testverfahren bestätigen: Der Patient zeigt eine deutliche Abnahme des Gedächtnisses und anderer kognitiver Fähigkeiten (G1). Es gibt keinen Grund zur Annahme einer Bewusstseinstrübung oder für gleichzeitig auftretende delirante Episoden (G2). Der Patient spricht nicht und macht einen apathischen Eindruck. Das Kriterium G3 (Verminderte Affektkontrolle/ Veränderung des Sozialverhaltens auf einem bestimmten Merkmal, siehe Kapitel 2. 1) sehe ich somit auch bestätigt (ggf. wäre hier eine weitere Testung notwendig!). Da die Symptome seit zwei Jahren bestehen, wird auch das Kriterium G4 (Symptomatik muss mindestens sechs Monate vorliegen) erfüllt. Die körperliche Untersuchung war ohne Befund. Hinzu kommt, dass die Erkrankung vor dem 65. Lebensjahr plötzlich ausbrach und rasch progredient ist, was auf eine Demenz des Typs Alzheimer mit frühem Beginn hinweist.

Die laborchemische Untersuchung und die bildgebenden Verfahren zeigen die für eine Alzheimer-Demenz typischen Biomarker, sowie eine Minderperfusion. Die Testergebnisse des MMSE und des TFDD bestätigen eine mittelschwere Demenz ohne Anzeichen für eine depressive Episode. Die neuropsychologische Differenzialdiagnostik (aus der CERAD-Testbatterie) bestätigt die Vermutung einer Demenz des Typs Alzheimer mit Testergebnissen im unteren auffälligen Bereich. Eine sekundäre Demenz kann ausgeschlossen werden. Diagnostisch sollte es sich daher bei dem Patienten Herrn Schmidt um eine Alzheimer-Demenz mit frühem Beginn handeln (ICD-10: F00.0).

6 Diskussion

Im Rahmen dieser Fallstudie wurde gezeigt, dass Demenz eine schwere Erkrankung mit vielen Facetten und unterschiedlichen ätiologischen Ursprungs ist. Dazu wurden die demenziellen Erkrankungen beschrieben und im Rahmen des diagnostischen Procederes vom Typ Alzheimer fokussiert.

Die Fallstudie beschreibt den praktischen diagnostischen Umgang mit der Symptomschilderung eines Patienten. Es wird ein diagnostisches Procedere vorgestellt, exemplarisch angewendet und im Ergebnis eine Einordnung in der ICD-10 vorgenommen. Dabei zeigte es sich als besondere Herausforderung, auf Basis der eingeschränkten Informationsgabe der Ehefrau des Patienten eine eindeutige Diagnose zu stellen. Es wurden einige Symptome (laienhaft) beschrieben, aber ingesamt nichts über den sozialen Hintergrund des Patienten, seine individuelle Krankheitsgeschichte, oder über den Verlauf der Symptomatik benannt: Hat der Patient sich in seiner Persönlichkeit verändert? Welche Maßnahmen hat die Ehefrau bis jetzt unternommen? Ist noch eine andere Person innerhalb der Familie erkrankt? Welche sekundären Symptome zeigen sich? Auch psychopathologische Symptome verursachen über kognitive Defizite hinaus einen hohen Leidensdruck und sollten insbesondere mit Blick auf die Behandlung der Alzheimer-Demenz berücksichtigt werden. Trotz hoher Relevanz konnte Genanntes im Rahmen dieser Arbeit nicht berücksichtigt werden. Lediglich das Krankheitsbild *Depression* ist innerhalb des diagnostischen Procederes untersucht worden, um eine depressive Pseudodemenz als Ursache der kognitiven Einschränkungen auszuschließen.

Die besten theoretischen Grundlagen im Hinblick auf die Diagnosekriterien liefert die aktuelle Version der ICD-10 (vgl. Dilling & Freyberger, 2019, S. 24-40). Theoretische Grundlagen zum Krankheitsbild Demenz (Symptome, Verlauf der Erkrankung) finden sich im Praxishandbuch zur Demenzbegleitung von Sylke Werner (2014) und ergänzend (Symptome, Verlauf der kognitiven Defizite, Entstehung d. Erkrankung) in aktuellerer englischsprachiger Literatur von Benjamin T. Mast und Brian P. Yochim (2018). Darüber hinaus erwies es sich als sinnvoll, ein Lehrbuch der Biopsychologie von John P. Pinel und Paul Pauli (2017) hinzuzuziehen, um die Pathologie der Alzheimer-Demenz zu beschreiben.

Im Rahmen der psychologischen Diagnostik dient die S3-Leitlinie „Demenzen" zur Orientierung (Deutschl & Maier, 2016). In einem ersten Schritt entschloss ich mich auf Grundlage der Leitlinie für eine Testung zur Früherkennung von Demenz (TFDD), um den Verdacht „Demenz" so schnell wie möglich bestätigen/ausräumen zu können. Nachdem sich darauf hin eine Demenz feststellen lies, wurde der Schweregrad dieser bestimmt (MMST). Im Ergebnis zeigte diese Basisdiagnostik eine mittelschwere Demenz unter Abgrenzung einer Depression. Um nun, laut Empfehlung der S3-Leitlinie, eine neuropsychologische Testung im Rahmen der Differentialdiagnostik durchzuführen, wurde die CERAD-Testbatterie als passende Alternative gewählt. Die Testbatterie ist für die Bestimmung einer Alzheimer-Demenz sehr verlässlich, indem sie die Bereiche verbale Flüssigkeit, Wortliste lernen, abrufen und wiedererkennen, sowie konstruktive Praxis berücksichtigt. U. a. beinhaltet diese auch den genannten MMST. Ich entschied mich dennoch dieses Testverfahren primär zu Beginn des Diagnoseverfahrens einzusetzen, um so rasch wie möglich eine solide Basisdiagnostik nutzen zu können und die kognitiven Beeinträchtigungen des Patienten so während des weiteren Diagnoseverfahrens berücksichtigen zu können. Mit der Basisdiagnostik als Grundlage konnte eine gezielte Differentialdiagnostik ausgewählt werden.

Für Demenzdiagnostik bietet die Literatur von Mark Stemmler und Johannes Kornhuber (2018) eine ausführliche und kritische Übersicht der möglichen Testverfahren. Hier ließen sich des Weiteren ausgezeichnete Informationen über laborchemische und bildgebende Verfahren finden.

7 Fazit und Ausblick

Für die Praxis bedeuten die Ergebnisse, dass eine Diagnostik der Alzheimer-Demenz ein aufwendiges Procedere ist und mit Sorgfalt durchgeführt werden muss. Oft schildern Patienten die Symptomatik nur sehr einseitig und ungenau, was eine besondere Herausforderung ist. Es bietet sich an, zunächst eine Basisdiagnostik zu veranlassen und dann eine differentielle Untersuchung durchzuführen. Hierzu können medizinische und neuropsychologische Testverfahren herangezogen werden. Darüber hinaus ist es wichtig, andere Erkrankungen, wie beispielsweise die vaskuläre Demenz oder endokrine Erkrankungen auszuschließen (Ausschlussdiagnose!). Auch psychopathologische Symptome sollten unbedingt untersucht werden und bei therapeutischer Intervention berücksichtigt werden.

Insgesamt könnte man in einer größer angelegten Fallstudie noch detaillierter auf die unterschiedlichen Formen der Demenz eingehen, die psychopathologische Symptomatik berücksichtigen und therapeutische Ansätze nach der Diagnosenstellung beleuchten: Was benötigt der Patient Schmidt, um eine best mögliche Lebensqualität zu verspüren? Dabei sollte der familiäre bzw. psychosoziale Hintergrund des Patienten innerhalb des diagnostischen und therapeutischen Procederes beachtet werden. Auch eine medikamentöse Therapie sollte in Erwägung gezogen werden. Letztendlich bleibt zu berücksichtigen, dass die Patienten-Compliance bei Betroffenen niedrig sein mag, da die Testungen Patienten mit deren kognitiven Defiziten konfrontieren. Hier ist es wichtig, einen Umgang mit dieser Problematik zu finden.

Literaturverzeichnis

Aebi, C. (2002). Validierung der neuropsychologischen Testbatterie CERAD-NP: Eine Multi-Center Studie. Dessertation, Universität Basel.

Aghazadeh, J. (2013). Vagus-evozierte Potentiale zur Frühdiagnose der Alzheimer-Erkrankung. Dissertation, Julius-Maximilian-Universität Würzburg.

Barth, S., Schönknecht, B., Pantel, J., Schröder, J. (2005). Neuropsychologische Profile in der Demenzdiagnostik: Eine Untersuchung mit der CERAD-NP-Testbatterie. *Fortschritte in der Neurologie. Psychiatrie, 73 (10)*, 568-576.

Collie, A., Maruff, P. (2000). The neuropsychology of preclinical Alzheimer's disease and mild cognitive impairment. *Neuroscience and Biobehavioural Reviews, 24*, 365-374.

Deutschl, G., Maier, W. (2016). S3-Leitlinie Demenzen. In Deutsche Gesellschaft für Neurologie (Hrsg.). Leitlinien für Diagnostik und Therapie in der Neurologie. Berlin: Deutsche Gesellschaft für Neurologie.

Dilling, H., Freyberger, H. J. (Hgg.) (2019). Taschenführer zur ICD-10-Klassifikation psychischer Störungen. 9., aktualisierte Auflage entsprechend ICD-10-GM. Bern: Hogrefe.

Folstein, M. F., Folstein, S. E., White, T., Messer, M. A. (2010). *Mini-Mental Status Examination (MMSE®-2™), 2nd Edition.* Lutz, FL: PAR, Inc.

Ihl, R., Grass-Kapanke, B., Lahrem, P., Brinkmeyer, J., Fischer, S., Gaab, N. et al.. Entwicklung und Validierung eines Tests zur Früherkennung der Demenz mit Depressionsabgrenzung (TFDD). *Fortschritte Neurologie Psychiatrie 2000, 68*, 413-422.

Jahn, T., Werheid, K. (2015). Demenzen. Göttingen: Hogrefe.

Mast, B. T., Yochim, B. P. (2017). Alzheimer's disease and dementia. *Advances in Psychotherapy - Evidence-Based Practice, 38*, 1-3.

Patterson, C. (2018). World Alzheimer Report 2018. The state of the art of dementia research: New frontiers. *Alzheimer's Disease International. The Global Voice on Dementia*, 12 - 14.

Pinel, J. P. J., Pauli, P. (2017). Biopsychologie. 8., aktualisierte und erweiterte Auflage. Hallbergmoos: Pearson.

Rosen, W. G., Mohs, R.C., Davis K. L. (1984). A new rating scale for Alzheimer's disease. *American Journal of Psychiatry, 11*, 1356-1364.

Schröder, S. G., (2006). Psychopathologie der Demenz. Symptomatologie und Verlauf demenzieller Erkrankungen. Stuttgart: Schattauer.

Selkoe, D. J. (2002). Alzheimer's disease in a synaptic failure. *Science, 298*, 789-791.

Stemmler, M., Kornhuber, J. (2018). Demenzdiagnostik (Band 16). Göttingen: Hogrefe.

Thalmann B., Monsch, A. U., Bernasconi, F., Berres, M., Schneitter, M., Ermini-Fünfschilling, D., et al. (1997). Die CERAD neuronsychologische Testbatterie - ein gemeinsames minimentales Instrumentarium zur Demenzabklärung. Basel: Memory-Clinic.

Werner, S. (2014). Praxishandbuch Demenzbegleitung. Menschen mit einer Demenz aktivieren, begleiten und unterstützen. Bern: Hand Huber.

Zieres, G., Weibler, U. (2017). Herausforderungen Demenz. Optimierung der Versorgung von Menschen mit Demenzerkrankung. Hintergründe und Handlungsoptionen. 2. Auflage. Sonnefeld, Dienheim a. Rh.: Iatros.

Verzeichnis der Internetquellen

https://www.alzheimer-forschung.de/alzheimer/wasistalzheimer/veraenderungen-im-gehirn/ (Letzter Zugriff am 14. Juni 2019).

http://www.dr-filzmayer.de/wp-content/uploads/2014/01/Mini-Mental-Status-Test-Formular.pdf (Letzter Zugriff am 30. Juni 2019).

https://kcgeriatrie.de/Assessments_in_der_Geriatrie/Documents/tfdd.pdf (Letzter Zugriff 21. Juni 2019)

https://www.ndcn.ox.ac.uk/research/centre-prevention-stroke-dementia/resources/optima-oxford-project-to-investigate-memory-and-ageing (Letzter Zugriff am 18. Mai 2019).

Abbildungsverzeichnis

Deutsches Zentrum für Altersfragen; Alzheimer Europe (2018). Anzahl der Demenzkranken in Deutschland nach Alter und Geschlecht im Jahr 2016, in Infoblatt 1-Die Häufigkeit von Demenzerkrankungen (Erhebungszeitraum 2016), S. 1.

https://www.alzheimer-forschung.de/alzheimer/wasistalzheimer/veraenderungen-im-gehirn/ (2019). Gesunde Nervenzelle und erkrankte Nervenzelle. Zu sehen mit Fibrillen und Plaques.

Pinel, J., Pauli, P. (2017). Amyloid-Plaques im Gehirn eines verstorbenen Patienten mit Alzheimer-Erkrankung, S. 285.

Pinel, J., Pauli, P. (2017). Die Gehirnlappen des zerebralen Hemisphäre, S. 75.

Pinel, J., Pauli, P. (2017). Die Kaskade von Ereignissen, durch die eine Schlaganfall-induzierte Freisetzung von Glutamat Neurone zerstört, S. 275.

Pinel, J., Pauli, P. (2017). Die typische Verteilung von Neurofibrillenbündeln und Amyloid-Plaques von Patienten mit fortgeschrittener Alzheimer-Erkrankung, S. 285.

Stemmler, M., Kornhuber, J. (2018). A: Gehirn einer 66 Jahre alten P. mit klinisch unauffälligem Befund B: 65 Jahre alte P. mit Alzheimer-Demenz. Unten rechts (durch einen Kreis markiert) sieht man die temporale Volumenminderung, S. 60.

Stemmler, M., Kornhuber, J. (2018). PET/MR-Bild einer weiblichen, 73-Jährigen Person (Befunddarstellung von Thorsten Kuwert), S. 67.

Abbildungen

Altersgruppe	Mittlere Prävalenzrate nach EuroCoDe (Prozent)			Geschätzte Zahl Demenzkranker in Deutschland Ende des Jahres 2016		
	Männer	Frauen	Insgesamt	Männer	Frauen	Insgesamt
65-69	1,79	1,43	1,60	39.140	33.990	73.130
70-74	3,23	3,74	3,50	55.030	72.970	128.000
75-79	6,89	7,63	7,31	132.920	184.560	317.480
80-84	14,35	16,39	15,60	157.780	261.490	419.270
85-89	20,85	28,35	26,11	108.360	277.160	385.520
90 und älter	29,18	44,17	40,95	51.880	252.560	304.440
65 und älter	**7,16**	**10,95**	**9,99**	**545.110**	**1.082.730**	**1.627.840**

Abbildung 1. Anzahl der Demenzkrankten in Deutschland nach Alter und Geschlecht im Jahr 2016 (in 1.000).

Quelle: Deutsches Zentrum für Altersfragen; Alzheimer Europe (2018).

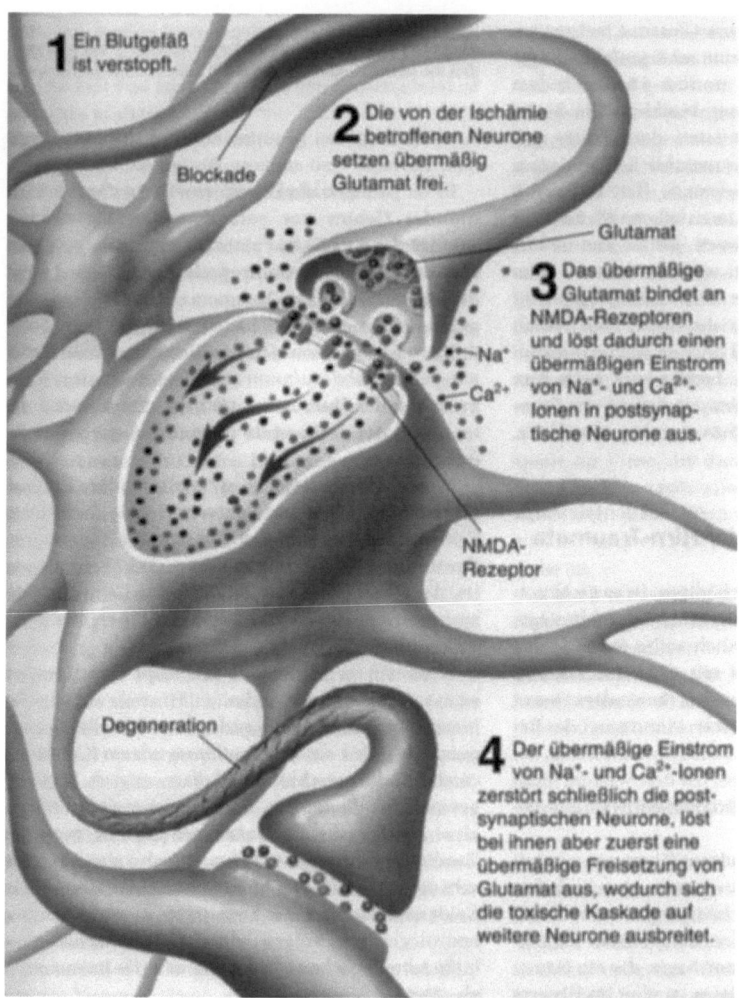

Abbildung 2. Die Kaskade von Ereignissen, durch die eine Schlaganfall-induzierte Freisetzung von Glutamat Neurone zerstört.

Quelle: Pinel & Pauli, 2018, S. 275.

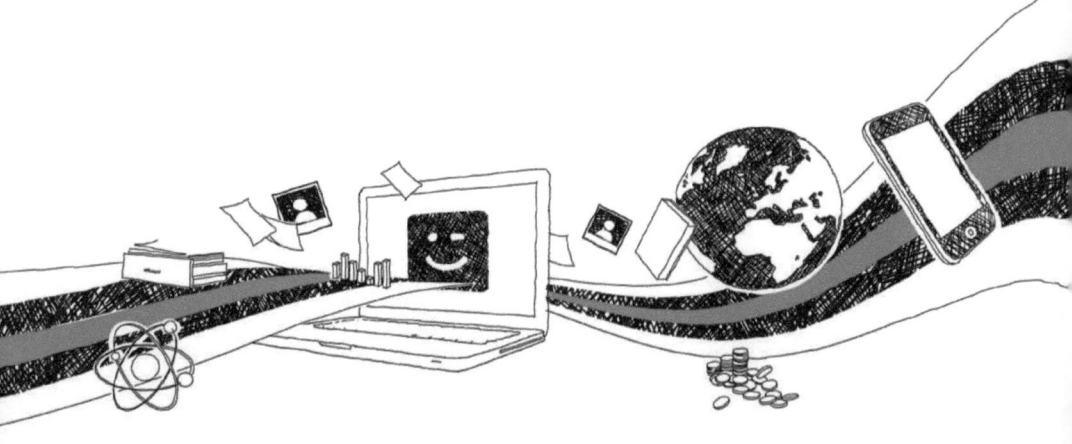
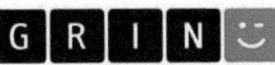